LYON. — IMP. D'AIMÉ VINGTRINIER.

EXAMEN CLINIQUE

DES

NOUVELLES DOCTRINES SUR LA DARTRE

ET LA

DIATHÈSE HERPÉTIQUE

Résumé d'un mémoire lu à la Société des Sciences médicales,

PAR

LE DOCTEUR GAILLETON,

CHIRURGIEN EN CHEF DÉSIGNÉ DE L'ANTIQUAILLE.

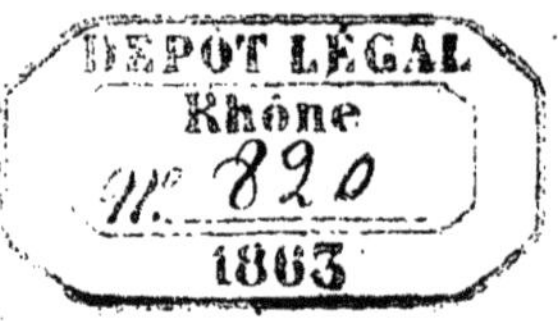

PARIS

F. SAVY, LIBRAIRE-ÉDITEUR,

RUE HAUTEFEUILLE, 24.

1863

EXAMEN CLINIQUE

DES

NOUVELLES DOCTRINES SUR LA DARTRE

ET LA

DIATHÈSE HERPÉTIQUE

La connaissance des causes qui président au développement des affections cutanées est importante à connaître au point de vue de la classification des maladies cutanées et de la thérapeutique. Si les espèces créées par Willan (ex. psoriasis, eczéma, lichen, etc.), sont restées à titre définitif, on connaît aussi la non réussite des essais tentés par les partisans et les adversaires de l'Ecole anglaise pour grouper les espèces en genres et en familles. MM. Hardy et Bazin ont cherché à résoudre cette question en s'appuyant sur l'étiologie ; sans vouloir entreprendre l'examen entier de leur œuvre, je vais rechercher si les faits cliniques confirment les propositions soutenues par ces spécialistes sur la nature de la dartre et de l'arthritis, car il ne s'agit pas ici seulement d'une stérile question de nomenclature mais de l'application directe d'une idée théorique de la thérapeutique.

Autrefois, on appelait teigne, toute affection chronique du cuir chevelu, et dartre, toute éruption chronique du reste du corps. De nos jours, le mot dartre fut délaissé jusqu'au moment où MM. Hardy et Bazin le remirent en honneur, mais comme chacun donne à cette expression une portée bien diverse, je déclare que je discuterai exclusivement dans ce chapitre les théories des auteurs que je viens de nommer.

Doctrine de M. Hardy.

Le mot dartre abandonné sous le règne des idées de Willan, ne rappelait à l'esprit qu'une image assez confuse d'affections diverses groupées sans raison ; en le retirant de l'oubli, M. Hardy crut devoir lui donner une définition précise. « Nous appellerons *dartres*, des affections de « la peau à lésions élémentaires différentes, non conta- « gieuses, se transmettant par voie d'hérédité, se repro- « duisant d'une manière presque constante, présentant « pour symptôme principal des démangeaisons toujours « disposées à envahir de nouvelles régions, à marche ha- « bituellement chronique, et dont la guérison a lieu sans « cicatrices bien qu'elle s'accompagne souvent d'ulcérations. » (Hardy, *Leçons sur les maladies de la peau*, 2e édition, p. 19.) Les symptômes de la diathèse dartreuse sont : la sécheresse de la peau, la difficulté de la transpiration, des démangeaisons vives, spécialement à l'anus, même en l'absence d'éruption, le développement de l'appétit et la susceptibilité extrême de la peau. On a vu quelquefois, l'association des dartres, avec une laryngite, une pharyngite granuleuse, une bronchite chronique avec sécrétion abondante, mais ce sont là des faits très-rares (ouv. cité, p. 20-23). Les affections cutanées qui font partie des dartres, sont l'eczéma et l'impétigo réunis ensemble par M. Hardy, le lichen, le psoriasis et le pityriasis. Le domaine des dartres demeure donc confiné heureusement dans quatre affections hors desquelles nous sommes à l'abri de la diathèse. Un premier fait nous frappe d'abord. Le prurigo, le pemphigus chronique, l'ichthiose, comme les dartres, ne sont pas contagieux, ont une marche chronique, récidivent trop souvent, sont quelquefois héréditaires, se propagent à la surface du corps et guérissent sans ulcération. Le prurit du prurigo ne le cède en rien à celui de l'eczéma ou du lichen, et l'on s'étonne à bon droit de ne pas voir les affections précitées faire partie d'une famille dont elle possèdent tous les caractères. Ces ressemblances s'étendent encore à l'acné, à la scrofule, aux verrues à part quelques lignes de médiocre valeur. Cela est si vrai, que M. Hardy, dans ses leçons de 1854 (*Gazette des hôpitaux*), avait décrit comme dartreux, le prurigo et l'acné. Pourquoi les éliminer maintenant?

Les symptômes de la diathèse ne sout pas mieux accusés :

1° *Sécheresse de la peau. — Difficulté de la transpiration.* — Dans un précédent travail sur l'eczéma que j'avais pris pour type de la dartre, j'ai montré que ce symptôme manquait au contraire dans la plupart des cas, Sur 66 malades 16 seulement présentaient une peau sèche, à transpiration difficile, et 10 étaient tourmentés au contraire de transpirations abondantes, exagérées, 40 étaient dans de bonnes conditions cutanées. — Dans une nouvelle statistique qui comprend 58 malades, j'ai trouvé 43 fois l'absence du signe indiqué par M. Hardy. Mon examen n'a porté que sur des jeunes sujets (16, 20 ans) atteints d'eczémas ou d'impétigos ; pour l'établissement de ces chiffres, j'ai pris tous les malades de mon service sans distinction. J'ajouterai qu'un grand nombre offre des traces de scrofule ou d'un tempérament lymphatique exagéré.

Les résultats obtenus eussent probablement été tout autre si j'eusse opéré sur des adultes atteints de lichen ou de psoriasis, mais peu importe.

Les chiffres que j'ai cités montrent le danger d'accoler ensemble des affections dissemblables, sans tenir compte des conditions diverses des malades ;

2° *Démangeaisons vives*, spécialement à l'anus, en dehors de toute éruption. — Symptôme bien infidèle et qui doit manquer souvent ;

3° *Le développement de l'appétit*, fait qui n'a rien d'étonnant chez des sujets bien portants, mais plus d'une fois, les scrofuleux, les sujets atteints d'eczémas compliqués d'inflammation, de gastralgie, viendront contredire cette proposition. L'appétit est en rapport avec les bonnes conditions du tube digestif, etc., du malade ;

4° *Susceptibilité de la peau*. — Nous trouvons cette

fois un signe réel, mais il serait au moins singulier que les maladies de la peau sévissent chez ceux qui n'ont à leur développement aucune prédisposition. — Ainsi, donc les signes invoqués par M. Hardy, souvent infidèles, existent dans grand nombre d'autres affections cutanées ; mais de plus, parmi les affections que cet auteur a décrites comme appartenant au groupe des dartres, quelques-unes ne possèdent aucun de leurs caractères et sont sous la dépendance absolue d'une autre cause. Les travaux d'Alibert, et surtout ceux de MM. Lebert et Bazin ont contribué à démontrer l'efficacité de la scrofule comme cause déterminante d'affections cutanées. — Sur 614 sujets scrofuleux, M. Lebert a trouvé 116 fois une affection cutanée sous la dépendance de cet état général (V. Lebert, Tr. prat. des malad. scrofuleuses, 1849). Sur 35 cas d'eczémas ou d'impétigos existant actuellement dans mon service d'enfants, 10 se rattachent indubitablement à la scrofule. — Je donne simplement les titres des observations.

Obs. Ire. — X..., 2 ans 1/2, impétigo du cuir chevelu et de la face, conjonctivite, kératite, anciennes taches de la cornée, chute du rectum, ulcération profonde et gangreneuse des grandes lèvres, survenue à la suite d'une rougeole antérieure.

Obs. IIe. — X..., 3 ans. Impétigo du cuir chevelu, adénite cervicale, Blépharite ciliaire, quatre ulcérations des grandes lèvres qui tendent à se confondre et à envahir toute la surface. Aspect misérable.

Obs. IIIe. — X..., 4 ans. Impétigo du cuir chevelu, oreilles volumineuses, impétigineuses, prurigo des membres, peau sèche, raccornie, transpiration difficile. Aspect misérable.

Obs. IVe. — X..., 9 ans. Impétigo du cuir chevelu, eczéma de la partie postérieure de l'oreille, gonflement considérable des ganglions cervicaux, ophthalmies, kératite, papules nombreuses sur les membres.

Obs. V^e^. — X..., 12 ans. Impétigo de la face, — blépharite ciliaire, — adénite sous-maxillaire double, nécrose du cubitus, — bronchite chronique avec expectoration grasse, abondante.

Obs. VIe. — X..., 9 ans. Eczéma furfuracé de la tête, — prurigo des membres, deux ulcérations scrofuleuses au-dessous du menton, — trois cicatrices d'abcès ganglionnaires au-dessous de l'oreille droite, deux autres cicatrices à la partie latérale du cou, à gauche, deux tumeurs ganglionnaires du cou, du volume d'une noisette, indurées, une autre de la grosseur d'une noix, molle et fluctuante.

Obs. VIIe. — Impétigo de la tête, kératite ulcéreuse et conjonctive double. Ostéite avec hypertrophie considérable du premier métatarsien et du premier métacarpien. Ganglions tuberculeux de l'abdomen. Ascite, infiltration des jambes.

Obs. VIIIe — Impétigo de la tête, engorgement ganglionnaire du cou, cicatrices nombreuses d'abcès froids sur les bras et les avant-bras, — deux ulcérations scrofuleuses profondes sur l'avant-bras droit.

Obs. IXe — Impétigo de la tête. — Trois ganglions indurés du volume d'une noix situés à la région du cou. Traitée précédemment à la Charité pour une adénite suppurée.

Obs. X^{e}. — Impétigo de la face et des ailes du nez. — Tempérament lymphatique, constitution mauvaise, hypertrophie de la lèvre supérieure, adénite sous-maxillaire, il y a un mois, otorrhée. L'année dernière, kératite double.

Il me serait facile de citer un nombre considérable de faits analogues où l'influence de la scrofule ne saurait être niée. Dans mon mémoire sur l'eczéma, j'ai rapporté l'observation d'une jeune fille atteinte d'impétigo de la tête, de la face, accompagné de lésions scrofuleuses multiples et indéniables qui coexistaient depuis dix ans. Aspect décrépit, gonflement du maxillaire inférieur, hypertrophie des lèvres, des narines, kératite, otorrhée, etc. Le nombre des cas où l'on observe cette complication ne permet pas de voir là un épiphénomène, une rencontre fortuite. Ces lésions sont-elles dues à une autre diathèse que l'évolution de la scrofule aurait tirée de son assoupissement. La simultanéité de ces diverses affections, leur marche et leur durée identiques, l'impossibilité d'obtenir la guérison définitive sans la disparition de la scrofule, protestent contre cette assertion. M. Hardy explique ce fait en disant que la nature médicatrice du scrofuleux fortifiée par l'emploi du traitement général a mis l'organisme en état d'expulser le germe morbide. Heureux scrofuleux! ils jouissent seuls de ce privilége refusé à tous les autres. Si nous considérons que près de la moitié des enfants scrofuleux sont affligés d'impétigos, d'eczémas, nous regarderons comme plus logique de rattacher cette affection à la maladie strumeuse plutôt qu'à la dartre. Je pourrais multiplier les citations pour prouver que ce mode d'interprétation a toujours été adopté par la plupart des auteurs, je me borne aux deux suivantes. Dans son *Traité des écrouelles*, Charmetton s'exprime en ses termes sur la scrofule cutanée :

« Elle s'annonce par des érésipèles qui disparaissent, qui reviennent et qui s'éclipsent de nouveau, dans les lieux où résident des glandes sébacées, comme à la tête, à la face, derrière les oreilles et dans les différents replis cutanés, elle engendre des teignes opiniâtres, des pustules, des gales, des dartres crustacées, des tubercules plus ou moins indolents, d'un rouge foncé, et qui après avoir suppuré se reproduisent souvent, et dont résulte enfin une cicatrice presque toujours difforme (*Essai théorique et pratique sur les écrouelles*. Lyon 1852). »

Dans son excellente monographie, M. Lebert a recherché les affections cutanées de la scrofule, et dit : « Nous « n'avons guère désigné dans nos notes comme af- « fections scrofuleuses de la peau que celles dans les- « quelles il y avait en même temps d'autres manifesta- « tions de ce vice constitutionnel, telles que des caries

« osseuses, des engorgements des articulations, des maux « d'yeux, etc. » (Ouv. cité, p. 204 et 218.) Sur 116 malades il observa les affections suivantes :

Impétigo 42 cas, — eczéma 23, — eczéma impétiginode 4, — lupus 20, — furoncles nombreux, eczéma et impétigo 4. Un malade présentait à la fois un herpès, un eczéma, une urticaire, un ecthyma. Les autres cas appartiennent à diverses affections. La grande majorité de ces malades n'avait pas dépassé l'âge de 20 ans.

Nous remarquons la coïncidence de diverses affections cutanées, et chose singulière, ce n'est pas avec les autres maladies dartreuses, lichen, pityriasis, psoriasis, mais bien avec des affections d'une classe différente, le prurigo en première ligne, l'érythème, le lupus, l'urticaire, etc. La fréquence de la coïncidence du prurigo ne permet pas de voir une simple coïncidence, à moins d'admettre une série de diathèses, vivant à la fois en bonne intelligence sur le même individu.

Nous trouvons dans des conditions bien différentes une autre preuve à l'encontre des théories de M. Hardy. — Combien d'enfants mal tenus, rarement peignés ou lavés ont contracté des eczémas ou des impétigos qui ont disparu à la suite de simples soins de propreté, *sans aucune récidive*. Si de quelques vésicules ou pustules, on conclut à la dartre, le nombre des malheureux frappés de diathèse va plus que centupler, car bien peu seront trouvés exempts de ce passé accusateur. — La tradition populaire invoquée par M. Hardy, se tourne ici même contre lui, le vulgaire n'a jamais, en effet, confondu les gourmes et les dartres, et cette confusion préméditée dans un but doctrinal, montre la base artificielle sur laquelle repose cette classification. — Les artisans qui manipulent des substances âcres, irritantes, les enfants pendant l'allaitement ou la dentition sont sujets à des éruptions vésiculeuses ou pustuleuses qui n'ont rien de commun avec la dartre décrite par M. Hardy.

A l'hospice de l'Antiquaille, nous recevons journellement des enfants atteints d'eczémas ou d'impétigos de la tête, résultat de l'irritation engendrée par les poux que les parents laissent pulluler.—Quelques-uns même déterminent ainsi artificiellement des éruptions pour avoir un prétexte de se débarrasser de leurs enfants. Des onctions avec l'huile de cade ou tout autre agent destructeur de ces insectes, fait promptement justice de ces dartres prétendues, et quelques jours après, le cuir chevelu est revenu à son état normal. La nomenclature des professions insalubres donnant lieu à des éruptions cutanées serait longue. Invoquera-t-on aussi une prédisposition nécessaire, le vice dartreux? Le nombre des ouvriers frappés varie avec la nature de la cause insalubre, et telle profession ne laisse qu'un petit nombre d'ouvriers indemnes (consulter Bazin : *Des éruptions cutanées artificielles*), autant vaudrait dire que la colique de plomb est une diathèse, et qu'il faut une prédisposition spéciale pour la contracter. Ces faits journaliers ne laissent aucun doute dans l'esprit sur la nature artificielle du mal, il faut admettre que les eczémas et les impétigos observés dans ces circonstances sont purement accidentels, et que devient alors l'idée de la dartre, ou nier l'existence comme espèce d'une variété démontrée par l'observation clinique.

En admettant la dartre comme diathèse, nous devons supposer que ses quatre manifestations coïncident ou alternent, les unes avec lés autres, ainsi la syphilis produit dans le cours de son évolution, des vésicules des pustules. des papules, des furfurs, la scrofule des érythèmes et des bulles; nous trouvons ici tout le contraire, rien de plus rare que la coïncidence, de l'eczéma et du psoriasis, ou du lichen, du pithyriasis, un malade atteint de psoriasis à une récidive de psoriasis, etc. La forme a une telle importance qu'elle prime la question de nature, supposition bien invraisemblable, on a bien pour affaiblir cet argument, invoqué l'existence de l'eczéma lichénoide, du psoriasis herpétiforme, mais n'existe-t-il pas des érythèmes vésiculeux, bulleux, des urticaires papuleux, des échymos rupiformes? Si on veut absolument une diathèses, il faudrait en créer quatre pour avoir une explication rationnelle des faits.

En résumé, au point de vue théorique, M. Hardy s'est appuyé sur des signes infidèles, et, chose plus grave, a réuni des affections profondément différentes, il a méconnu le rôle actif des agents externes dans la production des maladies cutanées, et l'influence puissante de la scrofule dans le jeune âge.

La thérapeutique a-t-elle gagné à ce remaniement? Nous savons que, dans cette doctrine, la diathèse cantonnée sur la peau, se permet à paine quelques incursions sur les muqueuses voisines et présente ainsi le spectacle d'une maladie générale confinée dans un tissu de l'économie. Ce n'est pas ainsi que les anciens avaient compris le vice herpétrique, et ils étaient plus logiques en l'accusant de conséquences plus graves. Sans discuter ici cette question de pathologie générale, remarquons seulement le rôle effacé de la thérapeutique, dans ce système. Contre la diathèse, M. Hardy dirige deux spécifiques, l'arsenic et le soufre, mais ils ne guérissent pas, car, dit l'auteur, la récidive est fatale. J'ai employé ces médicaments et les ai vus employer et déclare, en effet, qu'ils rendent de mauvais services (je ne parle pas des composés du soufre en bains, etc., car c'est là un traitement externe et purement local). — Je crains que, par suite d'un point de vue doctrinal, on n'ait singulièrement exagéré l'influence de ces médicaments infidèles, et puisque l'arsenic ne guérit pas, cherchons une autre médication. — Peut-être, dira-t-on, le mercure et l'iodure de potassium ne font pas disparaître radicalement la syphilis, et pour cela leur vertu spécifique n'est pas contestée. Je l'admets, — cependant le mercure guérit bien quelquefois radicalement. Et en supposant même qu'il ne fasse que blanchir les malades, aucun autre agent ne possède cette propriété à un degré aussi puissant et aussi rapide. Trouve-t-on dans l'arsenic des ressources semblables? et n'existe-t-il pas des médications autrement efficaces?

M. Hardy, dans sa systématisation, a été mû par un motif des plus louables, la simplification de l'étude des maladies cutanées, mais en voulant trop simplifier, on risque de tout embrouiller, la thérapeutique ne se résume pas dans l'emploi de trois ou quatre remèdes, ce n'est pas en administrant de prétendus spécifiques qu'on fait de la bonne médecine, mais bien en étudiant les indications. Nous repoussons donc la théorie de M. Hardy, qui se résume en deux mots, — dartre, — arsenic.

Nous motivons notre refus sur les raisons suivantes :

1° M. Hardy, en créant la classe des dartres, l'a composée d'espèces choisies par pur arbitraire; les signes invoqués s'appliquant aussi bien à d'autres maladies (prurigo, urticaire, pemphigus, etc.);

2° Ces affections se manifestent sous l'influence de causes spéciales comme la scrofule, les agents externes, et ne peuvent plus être rapportées à une cause unique ;

3° Loin de coïncider entre elles, ces affections vivent isolées, et ne se transforment pas les unes dans les autres ;

4° Donc une cause unique ne peut expliquer tous les faits, et l'eczéma pris pour type de la démonstration doit être considéré, non comme une affection spéciale, pathognomonique d'une diathèse nommée dartre, mais comme une *lésion commune* se manifestant sous l'influence de causes diverses.

DEUXIÈME PARTIE.

L'œuvre de M. Bazin renferme une systématisation complète de la pathologie cutanée. — Les travaux du savant spécialiste sur les affections de la peau, artificielles et parasitaires sont acceptés sans opposition par la plupart des médecins, mais les études sur les affections dartreuses et arthritiques ont soulevé de vives controverses dont la clinique seule est juge en dernier ressort. — Les maladies de la peau dues à une cause interne, sont pour M. Bazin, à part la scrofule et la syphilis, sous la dépendance de la dartre et de l'arthritis. — Toutes les formes élémentaires de la classification de Willan, sauf quelques rares exceptions, se rencontrent dans ces quatre groupes. — La classification repose sur des bases plus larges, aussi est-elle plus vraie que celle de M. Hardy. — Mais là s'arrête notre adhésion, car les signes invoqués par M. Bazin, pour constituer l'existence de ce qu'il appelle la dartre et l'arthritis, les symptômes qu'il a décrits comme propres à ces deux maladies, ne sont plus confirmés par l'observation clinique.

De la dartre selon M. Bazin.—La dartre pour M. Bazin est une maladie générale attaquant tous les tissus et tous les organes, passant par degrés du simple érythème à une cachexie profonde et amenant la mort. Maladie constitutionnelle à marche lente, à longues périodes, elle est continue ou intermittente. Ses affections nombreuses et protéiformes alternent souvent les unes avec les autres. Le principe morbifique quitte la peau pour se porter sur les membranes muqueuses, le catarrhe disparaît, il survient une fièvre larvée, une névralgie périodique, puis au bout d'un temps plus ou moins long une lésion viscérale qui entraîne la mort du sujet. La marche de la maladie comprend quatre périodes ainsi caractérisées : 1re *Période* :

Affections superficielles de la peau et des membranes muqueuses, ophthalmies légères avec démangeaison vive du bord des paupières, attaques répétées de coryza avec angine granuleuse, blennorrhées, leucorrhées dartreuses, diarrhées glaireuses.— Dans cette première période, surviennent les affections désignées par M. Bazin sous le nom de pseudo-exanthèmes, dartre aiguë : érythème, roséole, urticaire, pityriasis rubra, eczéma rubrum, herpès et zona, etc..... Fièvre légère, malaise, troubles des fonctions digestives : — 2e *Période* : Affections plus fixes, plus adhérentes, sèches ou humides, comprenant le lichen, le prurigo, le pityriasis, le psoriasis, pour les premières ; l'eczéma, le pemphigus, l'impétigo, l'ecthyma, le furoncle pour les secondes. — Les affections des muqueuses sont tenaces et rebelles : catarrhes pituiteux, blennorrhées dartreuses, catarrhes utéro-vaginaux, avec ou sans éruption dartreuse sur la vulve, sur les parois du vagin, le col de l'utérus : — 3e *Période* : Les affections tendent à se généraliser, elles disparaissent plus ou moins brusquement et le travail morbide se porte avec violence sur les organes internes. — Fièvre périodique, ictère, vomissements. — Catarrhe pituiteux avec des accès d'asthme, apoplexie nerveuse. — Hydropisie des séreuses, des synoviales : — 4e *Période* : Les accidents ne se déplacent plus, ils sont fixes et suivent une marche graduellement progressive et fatale, vers une fâcheuse terminaison. — L'affection cutanée couvre le corps, il se fait une exhalation continuelle et abondante d'épiderme et de produits inflammatoires, séro-purulents qui épuisent la malade. — Le vice herpétique amène le ramollissement de la membrane muqueuse gastrique, le cancer de l'estomac et du foie, des accès d'asthme, l'engorgement hypertrophique de la rate, du foie et du pancréas. — Tumeurs des ovaires et de l'utérus. — Maigreur extrême, peau jaunâtre flétrie, d'autres fois anasarque, sub-infiltration séreuse générale. — Si on demande à M. Bazin la preuve de ce tableau un peu sombre, et des détails sur les autopsies nombreuses qui lui ont montré les altérations spéciales qu'il énumère, il nous répond : « Quelle est la nature des altérations viscérales propres à « la dartre et comment les distinguer des lésions d'origine « scrofuleuse ou syphilitique? La fausse direction imprimée « de nos jours aux recherches d'anatomie pathologique est « cause que tout est encore à faire sur cet intéressant sujet. « —p.32, Leçons théorique et cliniq. sur la scrofule, 1re édi- « tion, 1858. — Lec. th. et cliniq. sur les affec. cut. de « nature arthritique et dartreuse, 1860. » Depuis huit années que date ce reproche, je ne crois pas que mieux préparé que d'autres il ait cependant trouvé la preuve.

L'expérience journalière nous apprend que les faits sont tout autres, et dans un relevé des malades que j'ai observés dernièrement et chez lesquels la maladie datait de plusieurs années, j'ai noté les résultats suivants :

Nom de l'affection.	Age du malade	Date de l'invasion.	Maladies actuelles.	Antérieures.
ECZÉMAS	ANS	ANS		
Du scrotum	65	25	Un peu de gastralgie depuis 3 ans	Rien
De la main	36	5	Rien	—
Du scrotum	68	20	Depuis 4 ans, congestion du côté de la tête	sujet vigoureux, bon buveur.
Du jarret	45	6	Rien	Rien
Des mains	40	10	id	—
Général	68	une seule attaque	Guéri il y a 4 ans	se porte bien depuis
De la jambe	61	12	Rien	Rien
Impétigineux	33	12	—	—
Psoriasiforme	63	14	—	—
Rubrum des membres	62	36	—	—
Psoriasis général	53	17	—	—
Psoriasis général	41	7	—	—
Psoriasis général	46	20	—	—
Psoriasis général	34	8	—	—
Psoriasis général	26	depuis l'enfance	—	—
Psoriasis général	31	10	—	—
Psoriasis du coude et du cuir chevelu	46	20	Quelques névralgies depuis l'âge de 20 ans.	

Quelques malades non cités dans ce tableau avaient éprouvé diverses maladies, mais si l'on prenait au hasard parmi les gens non dartreux pour dresser une statistique semblable, on arriverait peut-être à des résultats qui leur seraient moins favorables. La maladie cutanée la plus lente dans sa marche, la plus tenace, est le psoriasis, il n'est pas rare de voir des sujets atteints depuis 15 à 20 ans, et cependant on sait que cette affection coïncide le plus souvent avec une bonne santé, et survient chez des sujets vigoureux. Nul besoin d'être familiarisé avec des études spéciales pour se convaincre de cette assertion. La presque totalité des affections de la peau, si l'on excepte certains pemphigus, le rupia ou l'ecthyma cachecticum, ne portent pas une atteinte réelle à la santé, dit M. Devergie. MM. Cazenave et Shedel sont du même avis. — Pour imposer ses convictions, M. Bazin aurait dû nous fournir des faits précis, nombreux, montrant la succession des différents phénomènes qu'il a décrits, mais cet auteur s'est borné à une simple affirmation, et les observations qu'il a publiées dans ses leçons sur les affections dartreuses sont loin de confirmer ses propositions.

Je crains que M. Bazin n'ait usé de la même liberté pour la création de l'entité morbide qu'il nomme arthritis. « L'arthritis est une maladie constitutionnelle, non contagieuse, caractérisée par la tendance à la formation d'un « produit morbide, le tophus, et par des affections variées « de la peau, de l'appareil locomoteur et des viscères, affections se terminant généralement par résolution. » (Ouvr. cit., p. 36). Comme pour la dartre, nous trouvons quatre périodes. — Des prodromes caractérisés par une transpiration exagérée, la chute des cheveux, une tendance à l'obésité, des hémorroïdes, migraines, congestions de la tête, épistaxis, caries dentaires, trouble de la vue et de l'ouïe, annoncent l'invasion du mal. — *Première période* : Rhumatisme articulaire aigu, eczéma du cuir chevelu, acné, angines aphtheuses, érythèmes noueux, urticaire, zona, herpès, furoncles, anthrax. Du côté des muqueuses : coryzas, bronchites, ophthalmies, migraines, dyspepsies.— *Deuxième période* : Attaques de goutte et de rhumatisme articulaire aigu, affections cutanées persistantes. Il existe une sorte de balancement entre ces deux affections, de sorte que les phénomènes sont plus intenses lorsque cesse la fluxion articulaire et *vice versà*. — Dans l'intervalle de ces manifestations ou pendant leur durée, crampes, contractures, congestions cérébrales, dyspepsies, angines, coryzas avec sécrétion abondante. — Prurit général, quelquefois localisé à l'anus, aux ailes du nez, aux parties génitales. — *Troisième et quatrième période* : Les affections se généralisent, se fixent, lésions graves des articulations, affections viscérales graves, maladies du cœur, cancer du foie, etc. Nous ne nous occuperons pas de cette période, M. Bazin nous disant qu'alors les affections cutanées disparaissent (ouvr. cit., p. 36-40, passim.)

Je ne veux pas discuter ici les opinions de M. Bazin sur les signes de l'arthritis, renouveler les vieilles querelles sur l'identité du rhumatisme et de la goutte, épiloguer sur les différences que l'on pourrait croire exister entre différentes espèces de rhumatismes et qui en font des maladies si différentes, demander sur quels faits bien observés reposent ces cancers qui reviennent si complaisamment sous la plume de M. Bazin ? — Que l'arthritis ait un domaine plus ou moins étendu, cela nous importe peu, car nous reconnaissons parfaitement le rhumatisme comme cause d'un certain nombre d'affections cutanées; seulement nous ne croyons pas aux signes différentiels invoqués par M. Bazin, pour constituer cette variété, car le médecin de Saint-Louis reconnaît non seulement la cause arthritique par les commémoratifs, l'état actuel du malade, etc., il devine encore le rhumatisme par l'affection cutanée et cela aux signes suivants :

SYMPTÔMES DONNÉS PAR M. BAZIN COMME CARACTÉRISANT LES ÉRUPTIONS ARTHRITIDES.

1° *Siége topographique.* — Les arthritides se développent spécialement sur les parties découvertes ou couvertes de poils (en résumé tout le corps, moins les cuisses, bras, dos), siége d'ailleurs le moins fréquent de la plupart des maladies cutanées, à part le zona.

2° *Forme.* — Nummulaire ; régions peu étendues ; jamais générales comme les herpétides. Peu fixes et moins persistantes, elles disparaissent dans les dernières périodes de la maladie.

3° *Coloration.* — D'un rouge vineux, occasionnée par la congestion ou la dilatation variqueuse des capillaires. Quelquefois, petits foyers sanguins ou ecchymoses dans l'épaisseur du derme.

4° *Nature des produits excrétés.* — Sécrétion peu considérable, quelquefois nulle. — Surfaces sèches. Croûtes très-minces ou squames.— Les affections squameuses paraissent de préférence avec le rhumatisme ; les affections bulleuses et bullo-lamelleuses avec la goutte.

5° *Dispositions des éléments éruptifs.* Groupes séparés par des intervalles sains, sans tendance à se réunir. — Le mouvement d'extension progressive n'existe pas ou peu.

6° *Multiplicité des lésions primitives ; — variétés des lésions.* — Forme composée des Willannistes, sur une même surface, simultanément ou successivement. Lichen Eczéma. Pityriasis.

7° *Marche.*— Au début, fixité plus grande, puis disparaissant dans les lésions avancées de la diathèse. — *Durée* : Mêmes signes que pour la marche. — *Récidives* : Faciles, mais toujours sur la même région.

8° *Distribution des affections.* — Asymétriques. — Irrégulières.

9° *Modification de la sensibilité cutanée.* — Prurit, franc, rare. — Il est remplacé par des élancements, des picotements ou de la cuisson. — Le prurit de la région ano-génitale, indépendamment de toute éruption, est un symptôme ordinaire de l'arthritis.

Je vais citer ici quelques observations d'eczéma et de psoriasis, type des grandes affections cutanées ; la plupart ne renferment pas tous les symptômes de M. Bazin ; mais je crois que trouver deux malades semblables est chose chimérique, et M. Bazin lui-même n'a pu y arriver dans ses observations. Ceux dont je vais retracer l'histoire abrégée ont eu la plupart des symptômes de l'arthritis moins le rhumatisme.

Obs. XI. — Eczéma de la nuque à forme lichénoïde, large plaque de la grandeur de la paume de la main.

Femme de 35 ans.— Siége unique.—Sécrétion modérée, forme complexe, coloration vineuse.— Tous les signes des arthritides existent moins le rhumatisme.

Obs. XII. — Femme de 45 ans. — Eczéma du jarret, unique, constitution vigoureuse, existant depuis 5 ans, accompagné de varices. Mêmes caractères physiques que le précédent. — Jamais de rhumatisme.

Obs. XIII. Femme de 34 ans. — Eczéma des doigts et de la partie postérieure de la main droite, à forme lichénoïde, surtout sur le métacarpe, solitaire. — Femme n'ayant jamais eu d'éruption cutanée antérieure ni de rhumatisme, ayant toujours d'ailleurs joui d'une excellente santé.

Obs. XIV. — Femme de 38 ans. — Eczéma des deux mains, à forme lichénoïde, récidivant toujours sur place, datant de plusieurs années. — Constitution robuste ; jamais de rhumatisme ; pas de maladies antérieures.

Obs. XV. — Eczéma lichénoïde de la partie inférieure de la jambe gauche.— Femme âgée de 61 ans n'ayant jamais eu de maladies antérieures, à part quelques symptômes de gastralgie qui ont duré un mois. L'eczéma dure depuis douze ans ; il est violacé ; peu sécrétant, accompagné de varices. — Femme vigoureuse ; tous les signes de l'arthritide sans rhumatisme.

Obs. XVI. — Psoriasis guttata. X., 41 ans, tempérament lymphatico-sanguin, constitution bonne, absence d'hérédité, malade depuis 7 ans. Accouchée il y a un an, pendant la grossesse, l'affection cutanée a disparu.

Petites plaques de psoriasis guttata et nummulaire depuis le diamètre d'un centime jusqu'à celui d'une pièce de cinq francs. Sur les coudes et les genoux, les plaques sont plus larges, plus rouges.

Siége. Sur la partie externe du poignet où se voient des fissures profondes, sur les membres, le dos, la face et le cuir chevelu.

Prurit douloureux, sensation de picotement, insomnie.

Produits. — Epiderme ou pellicule rouge foncé sans écailles nacrées, surfaces sous-jacentes d'un rouge sombre des plus marqués ; couleur cuivrée sur beaucoup de plaques ; affection passant à la forme décrite par Devergie sous le nom de psoriasis herpétiforme avec la plus grande facilité et cela sans traitement, ni action topique qu'on puisse invoquer.

Cette observation renferme tout à la fois les caractères de la dartre et de l'arthritis ; siége multiple et symétrie d'une part, coloration violacée, forme composée de l'autre.

Obs. XVII — X., âgé de 20 ans, malade depuis 3 ans, eczéma lichenoïde localisé sur le dos de la main droite, disparaissant pendant l'hiver reparaissant tous les ans à l'époque des chaleurs ; sécrétion très-modérée, coloration violacée, asymétrie, pas de propagation, absence complète de rhumatisme, pas de maladies antérieures.

Obs. XVIII. — X., âgé de 16 ans, malade depuis 3 ans, eczéma limité au jarret droit, à forme lichénoïde, surfaces rugueuses, hérissées de petites saillies, se porte bien depuis l'enfance, n'a jamais eu de rhumatisme.

Obs. XIX. — X., âgé de 17 ans, malade depuis 6 ans, lichen de la face, localisé sur les deux joues et l'aile droite du nez, petites saillies papuleuses en grand nombre, quelques pustules d'acné au front, parents vigoureux, pas de maladie de la peau dans la famille, pas de maladies antérieures ni de rhumatismes.

Obs. XX. — X, âgé de 17 ans, bonne constitution, tempérament lymphatico-sanguin. Psoriasis des membres, en forme de petites gouttes siégeant spécialement sur les avant-bras, les jambes, l'éruption change très-facilement de nature, et sous l'influence de pommades peu actives cependant, envahit rapidement toutes les surfaces de manière à former une plaque continue, qui s'enflamme et se rapproche beaucoup de l'eczéma. Les surfaces sont rouges violacées, douloureuses sans démangeaisons incommodes. — Jamais de rhumatismes; nous voyons dans cette observation les caractères des arthritides et de la dartre réunis.

Obs. XXI. — X., âgé de 17 ans, constitution ordinaire, jeune homme bien portant, ascendants non rhumatisants. Psoriasis du sourcil gauche, siége unique, asymétrique ne s'étendant pas, quoiqu'il existe depuis un an, tous les signes de l'arthritide moins le rhumatisme.

Obs. XXII. — X., Femme de 46 ans, eczéma rubrum de la jambe droite ayant débuté il y a trois mois, couleur violacée noire, solitaire, démangeaisons vives, pas de rhumatismes. Cette femme ne se rappelle pas avoir été malade.

Obs. XXIII. — X., âgée de 48 ans, malade depuis 3 ans n'a jamais eu de maladies antérieures ni de rhumatismes. Psoriasis siégeant à la paume de la main droite et à la partie externe du coude, une seule plaque nummulaire; surfaces grises, ternes. Tous les signes de l'athritis moins le rhumatisme.

Obs. XXIV. — Rhumatisme antérieur, eczéma. X., âgée de 38 ans, est atteinte de douleurs rhumatismales des articulations tibio-tarsiennes depuis 6 ans, elles ont été assez intenses pour condamner à plusieurs reprises la malade à garder le lit. — Depuis 5 ans, apparition d'un eczéma rubrum à sérosité abondante sur les avant-bras et le pli du coude. Plaques d'eczéma lichénoïde sur les doigts, compliquées de crevasses douloureuses. — Depuis l'éruption cutanée, les douleurs ont diminué au dire de la malade et depuis quelque temps elle n'a plus d'accès de rhumatisme. Elle avait remarqué que l'eczéma était plus aigu lorsque s'appaisaient les douleurs des jointures.

Nous voyons dans ce cas manquer la plupart des signes invoqués par M. Bazin, la forme lichénoïde existe au doigt mais manque à l'avant-bras, où elle est remplacée par de l'eczéma rubrum. L'éruption est symétrique et s'est étendue peu à peu de l'avant-bras à la main. L'écoulement de sérosité est abondant. Pas de coloration vineuse.

Obs. XXV. — Rhumatisme, aliénation mentale, psoriasis. — X., âgée de 46 ans, bonne constitution, atteinte de psoriasis il y a 3 ans. Les squames recouvrent les deux bras, les deux jambes, les avant-bras, le cou, et le cuir chevelu. Il y a 13 ans, rhumatisme articulaire qui a duré quatre mois et forcé la malade à garder le lit pendant tout ce temps. Rien ne différencie ce psoriasis de ceux que l'on voit ordinairement. La malade se porte bien, elle a eu il y a quelque temps un accès de manie dont elle est guérie.

Obs. XXVI. — *Eczéma des bourses. — Rhumatisme.* — X...., âgé de 64 ans, d'une bonne constitution, d'un tempérament sanguin est affecté de rhumatisme articulaire chronique des genoux, depuis dix ans environ, il est sujet à des maux de tête, résultat de son tempérament pléthorique. En même temps il se plaint beaucoup d'une vive démangeaison au scrotum, résultat d'un eczéma développé depuis cinq ou six ans, qui s'exaspère pendant l'hiver et l'été et lui laisse quelque répit dans la saison tempérée sans disparaître entièrement, — suintement modéré, petites lamelles jaunes grisâtres, de temps à autre quelques poussées vésiculeuses, tels sont les principaux phénomènes. Ce malade, au début de son affection, a été tourmenté à diverses reprises par des éruptions d'urticaire qui ont disparu depuis l'apparition de l'eczéma. — Le séjour aux eaux d'Aix a bien diminué les douleurs articulaires, mais exaspéré l'affection de la peau et amené des congestions à la tête qui ont pu faire craindre un dénouement funeste. La guérison fut obtenue par l'emploi de doux laxatifs, des bains alcalins, et un régime doux, bien différent de celui auquel le malade était habitué.

Obs. XXVII. — *Eczéma. — Rhumatisme concomitant.* — X...., âgé de 53 ans, est atteint de douleurs rhumatismales depuis un an, d'un eczéma général depuis 18 mois. — Cet eczéma est étendu sur toute la surface du corps et occupe les membres et le tronc. L'écoulement de la sérosité est abondant, les surfaces roses n'offrent pas l'aspect lichénoïde.

Obs. XXVIII. — *Rhumatisme depuis* 30 *ans. — Eczéma.* — X..., âgé de 68 ans, rhumatisant depuis 30 ans, fut atteint il y a quatre mois, d'un eczéma des deux jambes, qui s'étend jusque sur le dos du pied. Sérosité abondante, prurit violent, — santé générale bonne.

Obs. XXIX. — X...., âgé de 40 ans, — eczéma des bourses et de l'anus, — surfaces lichénoïdes sur la peau du scrotum, fissures anales, sécrétion modérée, prurit incessant, jamais de rhumatisme.

On voit par ces observations combien peu les symptômes physiques s'accordent avec ceux que M. Bazin a décrits; des malades non rhumatisants offrent tous les caractères des arthritides, et ceux atteints de rhumatisme ne nous présentent pas un tableau bien fidèle des signes que nous devrions rencontrer.—Seul le malade (Obs. 26), concorde avec le type indiqué par M. Bazin. Ce malade est le seul que nous ayons rencontré, et cependant le rhumatisme est maladie vulgaire à Lyon.

Le rhumatisme donne lieu à deux ordres d'éruptions, les unes accompagnent, précèdent ou suivent l'accès rhumatismal à quelques jours de distance et font nettement partie de son cortége symptômatique, ce sont : l'érythème vésiculo-papuleux de beaucoup le plus fréquent, l'érythème noueux, simple, l'urticaire; — ces affections ont été bien étudiées par Schœnlein, Legroux, Wickam, etc. Nous les rencontrons en dehors de cette maladie dans beaucoup de cas, nouvelle preuve qui montre le peu de spécificité de ces lésions, (cons. à ce sujet la thèse de M. Drivon, ancien interne de l'Antiquaille, sur les éruptions rhumatismales).—D'autres, bien plus rares, reconnaissent le rhumatisme comme cause, puisqu'elles existent chez des individus qui en ont éprouvé les atteintes, et qu'elles paraissent liées intimement à son existence, en suivent les diverses phases, et quelquefois même alternent avec les douleurs arthritiques. — Mais, je le répète, ces cas sont peu fréquents et les eczémas, psoriasis, pityriasis, etc., de cette nature se rencontrent exceptionnellement, les affections lichénoïdes sont plus communes. — Les symptômes locaux n'offrent rien de particulier, et il est impossible de fonder un jugement précis sur la nature du mal par leur simple inspection. — On savait depuis longtemps que certaines formes anatomiques se montrent de préférence sur certaines constitutions, que le lichen et les affections qui s'en rapprochent, eczéma lichénoïde, etc., frappent en général les personnes brunes, à peau sèche et rude, les formes impétigineuses, les tempéraments lymphatiques et les scrofuleux, mais aller au-delà, c'était dépasser les bornes d'une observation exacte tant qu'on ne s'appuierait pas sur des caractères positifs, seuls suffisants pour entraver les convictions.

CARACTÈRES COMMUNS DES ERUPTIONS DARTREUSES, D'APRÈS M. BAZIN.

1° *Siége topographique.* — Les herpétides (synonyme de dartre) se montrent partout, — siége anatomique. — « Les arthritides se traduisent le plus souvent par des lésions des follicules pileux et des glandes sudoripares, — « les herpétides par des altérations du réseau vasculaire « et du corps papillaire du derme. — Ces différences de « siége nous expliquent pourquoi les herpétides s'étendent « à de grandes surfaces, tandis que les arthritides n'ap- « paraissent que dans des régions spéciales. » (Ouv. cité, p. 220) Je serais bien désireux de connaître la différence anatomique qui sépare l'eczéma, le psoriasis, le pityriasis dartreux de leurs homonymes arthritiques, mais l'auteur a oublié de combler cette lacune.

2° *Mode de développement.* — Mobiles, excepté dans la dernière période où elles sont générales.

3° *Disposition des éruptions.* — *Symétriques le plus*

souvent. — Ces deux caractères sont bien peu importants et s'appliquent à la généralité des affections cutanées.

4° *Couleur.* — Les herpétides humides offrent une coloration rosée qui diffère de la coloration violacée des arthritides.

Les squames lorsqu'elles existent sont blanches au lieu d'être grisâtres.

L'observation clinique ne confirme pas ces caractères, comme on l'a vu plus haut.

5° *Nature des produits sécrétés.* — Production abondante de squames, de furfurs, de sérosité. — Mêmes remarques que pour le caractère précédent.

6° *Simplicité des lésions primitives.*—Les formes composées n'appartiennent pas à la dartre, — ce caractère explique, s'il était exact, tous les symptômes énumérés plus haut. — Mais pourquoi donc cette maladie générale, la dartre, se manifeste-t-elle toujours par une affection simple, identique, tandis que les autres maladies constitutionnelles, scrofules, syphilis, rhumatisme, agissent tout différemment. — M. Bazin, ajoute, il est vrai, pour atténuer un peu la portée de son assertion, que dans la quatrième période, les éruptions cutanées sont variées et confondues (p. 223), mais cette quatrième période est exceptionnelle, de l'aveu de tous les auteurs, les pemphigus et le rupia, l'ecthyma amenant seuls une terminaison fatale. — Ajoutons que ces formes composées ne sont pas très-rares, et que dans l'immense majorité des cas, elles n'ont pas la signification que leur accorde M. Bazin.

7°. — *Marche.* — *Durée.* — *Terminaison.* — Herpétides mobiles d'abord. permanentes ensuite, persistant jusqu'à la mort, à moins d'une guérison à cause inconnue.

8°.— Prurit continu, intense, plus marqué la nuit que le jour.

Tous ces caractères sont plutôt différentiels, et comme nous avons démontré, je crois, que les signes des éruptions arthritiques étaient inexacts, nous en concluons que le système pèche par la base, et le proverbe : qui veut trop prouver, ne prouve rien, trouve ici son application.

Je rapporte ici l'observation d'une affection papuleuse liée à une maladie du foie et dans laquelle on ne retrouvera pas les caractères des diathèses dartreuses ou arthritiques.

Obs. — *Affection papuleuse générale datant de 7 mois. — Ictère concomitant.*— X..., 45 ans, constitution bonne, tempérament bilieux, peau brune, cheveux noirs, maigreur bien accusée. — Cette femme eut la jaunisse il y a 7 mois, et actuellement elle présente un coloration générale jaune foncé de la peau et de la sclérotique. La cause de cette jaunisse est inconnue, la malade s'était toujours bien portée avant cette époque, seulement quelques jours auparavant, elle avait eu des coliques et une dyssenterie assez intenses. En même temps que la jaunisse, une éruption de papules envahissait toute la surface du corps et causait des douleurs et des démangeaisons intolérables. Cette éruption se compose de papules du volume d'une grosse tête d'épingle, parfaitement isolées les unes des autres, reposant sur une surface élevée. Les follicules sébacés font saillie au dessus du tégument, et l'éruption occupe leur sommet. — Chaque papule a la forme d'une petite pyramide large à la base, s'amincissant vers le haut, elle est d'une couleur sombre, violacée, et lorsqu'on l'enlève, l'on trouve au-dessous le derme d'un rouge vif et une très-légère excavation.— Ses points abandonnés par le mal sont le siége d'une coloration rouge noirâtre, analogue aux cicatrices des syphilides. La malade se plaint d'une grande faiblesse, de perte de l'appétit. Les pieds et les mains sont œdématiés, douloureux ; en examinant la bouche, nous trouvons l'épithélium enlevé en partie, et sur la base de la langue deux ulcérations de la grandeur d'un haricot et dont le centre s'élève en saillie végétante. — Un prurit violent et général tourmente la malade et se fait sentir spécialemennt sur tous les points occupés par l'éruption et à la face palmaire et plantaire des mains et des pieds.

Cette observation démontre bien le rapport frappant qui existe entre l'affection cutanée et la maladie du foie. La longue durée de l'éruption qui ne paraît pas toucher à sa fin, montre qu'il ne s'agit pas d'une simple coïncidence. De plus nous voyons là une forme spéciale de lésion intéressante à étudier. Ce ne sont pas les symptômes du lichen, du prurigo, de l'érythème papuleux. L'affection à laquelle nous pourrions la comparer serait la syphilide papuleuse. — Inutile d'ajouter que cette femme n'est pas et n'a jamais été syphilitique.

Rendons justice cependant aux louables efforts de M. Bazin, pour éclairer tant de points obscurs en pathologie cutanée. Ces travaux n'eussent-ils pour résultat que de démontrer l'impuissance de tant de systèmes et en particulier de celui de M. Hardy, à expliquer la théorie des dartres qu'il aurait bien mérité de la science. M. Bazin a marché dans la bonne voie, en recherchant les causes diverses des affections de la peau, et s'il a erré dans la détermination des caractères, ce n'est là qu'un point secondaire.

Nous terminons cet exposé par les conclusions suivantes :

1° Une cause unique est impuissante à expliquer tous les faits d'affections cutanées connues sous le nom de dartres ;

2° Les affections groupées par M. Hardy, sous ce nom, sont loin de renfermer toutes les espèces qui, d'après sa définition, devraient en faire partie.

3° M. Bazin, en démontrant qu'un plus grand nombre de causes agissait pour la production de cette maladie, a réalisé un véritable progrès, mais il a erré gravement dans la disposition de ses groupes et dans la détermination de leurs caractères.

4° Les auteurs modernes voient dans la dartre, les uns une diathèse simplement cantonnée sur la peau, les autres, une maladie générale attaquant tous les tissus. Ces divergences indiquent la confusion qui règne sur ce point capital de la pathologie, et la nécessité de soumettre à une révision sévère les théories de la dartre.

DE LA DIATHÈSE DARTREUSE.

Les anciens appelaient du mot générique, dartres, toutes les maladies chroniques de la peau et les regardaient comme un effort de la nature pour se débarrasser d'un principe malfaisant, d'un vice des humeurs ; interprétation erronée, car si beaucoup d'affections cutanées traduisent un état morbide de l'économie, on ne doit admettre une vertu salutaire, un acte dépuratoire que dans des cas exceptionnels. La nécessité de se reconnaître au milieu de manifestations si nombreuses, l'impossibilité de les soumettre à un traitement uniforme força bientôt les spécialistes à créer de grandes divisions. Tous les essais tentés, les plus simples comme les plus compliqués se rattachent à deux systèmes qui ont pris pour point de départ : le premier, l'étude des symptômes, le second, la recherche des causes. C'est ainsi que furent classées autrefois les dartres en miliaires, rongeantes, pustuleuses, serpigineuses, d'une part et en dartres véroliques, scorbutiques, cancéreuses, lépreuses, etc., de l'autre. De nos jours, les continuateurs de Willan et d'Alibert ont remanié de fond en comble l'œuvre des vieux maîtres, porté à un haut degré de perfection l'étude des détails, mais le principe fondamental n'a pas changé.

La manière de comprendre la dartre a varié suivant la plupart des observateurs, et ses plus fidèles partisans (M. Bazin excepté) l'ont réduit actuellement à un rôle des plus effacés. — Considérée d'abord comme un vice général dominant toute la pathologie cutanée, la dartre a vu peu à peu réduire son domaine, et chaque progrès de la science lui enlever une de ses possessions. Ainsi, la gale, les teignes parasitaires dont les titres à la possession d'une vie indépendante ont soulevé tant de discussions, les affections cutanées professionnelles, de cause externe, les lèpres, l'ichthyose, etc., ont é'e détachées de la souche primitive. Le pemphigus, le rupia, le lupus, l'ecthyma, ces types vénérables de la dartre maligne sur lesquels s'appuyaient les auteurs pour peindre ses ravages n'appartiennent plus à la famille, seuls, l'eczéma, le psoriasis, le lichen, le pityriasis constituent la manifestation spéciale de la diathèse dartreuse pour M. Hardy. — Sans être aussi exclusifs, d'autres voient dans toutes les maladies rebelles l'effet d'une diathèse. — L'hérédité, la chronicité, les récidives, alléguées en faveur de la diathèse nous paraissent des arguments plutôt négatifs et qu'on pourrait d'ailleurs invoquer dans la presque totalité des maladies de la peau. Examinons donc si nous trouvons, dans la nature même des choses, des raisons plus pressantes. Pour M. Bazin, une diathèse est une maladie générale caractérisée par la formation d'un seul produit morbide qui peut avoir son siége indistinctement dans tous les systèmes organiques. — Ex., Diathèse : purulente, tuberculeuse, cancéreuse, etc. — La dartre évidemment ne rentre pas dans cette catégorie, aussi M. Bazin la place-t-il dans les *maladies constitutionnelles* caractérisées par un ensemble de produits morbides et d'affections très-variées, sévissant indistinctement sur tous les systèmes organiques, scrofule, rhumatisme etc.

M. Hardy définit la diathèse : « Un état morbide paraissant occuper la totalité de l'économie et se reproduisant « sur divers points par des symptômes toujours liés entre « eux par une forme semblable, laquelle révèle l'action « d'une cause partout identique. — Tr. élém. de path. int. « p. 104, 2e édition. »

Ceux qui reconnaissent dans les maladies du foie, de l'intestin, de l'utérus, le caractére *dartreux*, négligent trop d'en donner la preuve. — Lorsqu'on dit qu'il existe une pneumonie hypostatique, symptomatique de la fièvre typhoïde, on montre d'abord les différences avec la pneumonie ordinaire, le rapport de cause à effet, et le traitement vient compléter la démonstration. Pour me prouver la dartre, montrez-moi des caractères spéciaux dans l'éruption, dans l'affection interne et les différences que la diathèse apporte dans le traitement.

Ainsi ont fait les auteurs qui ont créé les différentes espèces d'angines, de pneumonies, d'ophthalmies, etc...

Mais, objectent quelques-uns, il existe un balancement entre l'affection interne et les affections cutanées, la dartre s'appaise et surviennent alors des coliques, des névralgies, des accès d'asthme, etc. — Doit-on conclure de ces faits *assez rares* à une diathèse dartreuse? Autant décrire alors une apoplexie, un asthme et des névralgies hémorrhoïdaires, ces affections survenant dans les mêmes conditions chez les individus hémorrhoïdaires. Ces faits s'expliquent : 1° Par simple coïncidence, — le dartreux et l'hémorrhoïdaire n'étant pas soustraits, pour cela seul, à l'action des maladies ; — 2° Par la répercussion, — non pas dans le sens d'un génie malin qui abandonne l'anus ou la peau pour se réfugier dans l'intérieur du corps ; mais de la suppression d'une fonction pathologique à laquelle était habitué l'organisme, et qui ne peut disparaître sans faire courir au malade les mêmes dangers que la suppression d'une fonction physiologique. Enfin, si nous réduisons la dartre à ses seules manifestations cutanées, dans quelle variété classer cette diathèse qui reste isolée dans un point de l'organisme, se traduit par des symptômes locaux exclusivement, et dont toute la gravité consiste dans la longévité. Est-ce là une véritable diathèse ?

— Les maladies de la peau chroniques, rebelles et à cause inconnue sont des affections souvent héréditaires, qui ont troublé profondément les fonctions physiologiques du tissu cutané, qui récidivent par le fait seul d'une première apparition, car ce n'est pas en une seule poussée que s'accomplit le travail morbide qui leur donne naissance. Certains sujets y sont prédisposés, en vertu de conditions originelles ou acquises. Le tissu cutané n'est pas cependant seul altéré, car aucun tissu ne vit complètement isolé des autres. Toutes les affections cutanées ont bien été précédées d'un trouble dans les fonctions des nerfs, des vaisseaux et des glandes ; seulement, cette altération générale de l'organisme n'étant pas appréciable, semblant épuiser son action sur le point frappé, et ne se révèlant par aucun autre effet appréciable que des symptômes locaux, nous nommerons ces affections *idiopathiques*, expression qui, pour nous, signifie que la cause primordiale est tout à fait inconnue.

Nous terminerons cette discussion par l'exposé des principes qui doivent diriger le médecin dans le traitement des maladies de la peau.

Dans une affection cutanée, il faut étudier la lésion et rechercher la cause ; l'une nous révèle le genre et l'espèce, l'autre la nature du mal.

Les affections cutanées se groupent sous trois chefs principaux : affections de cause interne,
cause externe,
idiopathiques.

Première classe.

1° Affections cutanées sous la dépendance d'une maladie générale.

A. { Contagieuses et virulentes Manifestations cutanées spécifiques. } fièvres éruptiv.
Lésions à forme spéciale et multiple moins caractéristiques cependant que les précédentes. } syphilis.

B. Maladies générales non contagieuses, avec manifestations cutanées spéciales, mais dont les caractères dis-

tinctifs sont moins accusés, à part la lèpre : —
Lèpre, pellagre,
scorbut, acrodynie,
scrofule.

C. Maladies générales avec manifestations cutanées à forme ordinaire :
Rhumatisme,
Goutte.

D. Affections cutanées sous la dépendance d'une altération profonde de l'économie (résultat probablement de troubles dans la nutrition et l'assimilation), mais dont la cause primordiale inconnue se révèle seulement par des symptômes d'adynamie nettement tranchés — maladies cachectiques de quelques auteurs.

Manifestations sous forme vulgaire de { pemphigus. rupia, ecthyma.

2e Affections produites par l'ingestion de substances alimentaires ou médicamenteuses.
Erythème, urticaire — moules,
fraises,
copahu.

Éruptions vésiculeuses, pustuleuses — antimoniaux,
arsenic,
belladone. opium
etc., etc....,

3o Affections résultat de modifications temporaires et physiologiques : éruptions de la grossesse.

4° Affections sous la dépendance d'un état morbide localisé de l'appareil digestil, biliaire, génital, du système nerveux. Manifestations cutanées à forme ordinaire. Plusieurs de ces affections reconnaissent bien une cause d'un ordre plus élevé, la chlorose pour certaines aménorrhées, etc. Mais cette cause primordiale est sans influence et la lésion de la peau est le résultat de la sympathie qui existe entre l'organe malade et le tissu tégumentaire.

Deuxième classe.

Affections de causes externes { agents irritants divers. / Parasites { végétaux. / animaux. } }

La plupart des formes élémentaires se rencontrent dans cette classe à l'état simple, mais elles subissent quelquefois des modifications dans leur marche, leur durée, leurs symptômes suivant le terrain sur lequel elles ont été déposées et le mode de réaction du sujet malade.

Troisième classe.

Affections idiopathiques. Cause primordiale inconnue. Rien dans l'étude du mal ne permet de soupçonner la cause. La plupart des formes élémentaires depuis l'érythème jusqu'au tubercule.

On comprendra facilement que dans ce court abrégé nous n'ayons donné qu'une idée de l'importance des recherches étiologiques ; mais cette étude exigerait un travail considérable, et nous voulions montrer seulement par combien de points la pathologie cutanée s'appuie sur la médecine générale, et combien sont conçues dans une systématisation étroite, les théories qui renferment dans deux ou trois ordres de causes, l'ensemble des maladies de la peau.—Au point de vue thérapeutique, les théories exercent une influence incontestée qui fait leur mérite et montre aussi le défaut de la doctrine. — En présence d'un lichen ou d'un eczéma, le mot dartre est bien vite prononcé, le médicament vite formulé, nous savons maintenant que le problème est bien plus complexe, car nos indications thérapeutiques devront s'appuyer sur la connaissance :

De la lésion anatomique qui nous indique l'état aigu, ou chronique, la période stationnaire ou décroissante, et nous permet d'administrer une médication locale appropriée.

De la cause. — Sans sa disparition, notre traitement serait sans résultat, et une récidive fatale surviendrait rapidement. — Certaines causes exigent une abstention complète dans le traitement local, et dans toute la série des affections de la première classe ; ce traitement sera toujours dirigé avec une grande modération, — excepté pour quelques affections scrofuleuses à marche ulcéreuse ou envahissante. — En même temps que le traitement local, marchera de front, suivant les cas, la médication antiscrofuleuse, etc. On emploiera contre les maladies internes des moyens appropriés, etc.

De l'état général du sujet, — des complications, résultat de l'âge, des maladies antérieures qui entraînent des modifications importantes dans le choix et l'énergie de la médication. — Dans les maladies idiopathiques de la peau, on peut agir avec plus d'énergie, et dans ces cas surtout, on réussit avec les médications excitante ou caustique, suivant les indications.

Nous repoussons dans les maladies dites dartreuses, l'emploi de l'arsenic, comme méthode générale. — L'action sur la peau de cet agent énergique explique les cas de guérison cités par les auteurs, sans qu'il soit besoin de lui attribuer une vertu spécifique ; mais l'arsenic est le plus souvent impuissant, Biett et ses élèves qui l'ont expérimenté en grand, ne le regardent comme vraiment utile que dans les affections squameuses. Je l'ai employé un grand nombre de fois et toujours sans succès, plusieurs de mes collègues n'ont pas été plus heureux. — En considérant le nombre restreint de malades qu'il blanchit, puisque la récidive survient presque toujours, je n'hésite pas à limiter son emploi aux malades chez lesquels un traitement local énergique aura été impuissant; agir activement sur la peau par des bains journaliers, des douches et des frictions prolongées, *entraîner* les malades par des moyens hygiéniques analogues à ceux qu'emploient les lutteurs anglais, c'est, dans les cas rebelles, diminuer les indications de ces agents empiriques, légèrement incendiaires, et en même temps, le meilleur moyen de prévenir les récidives.

www.ingramcontent.com/pod-product-compliance
Ingram Content Group UK Ltd.
Pitfield, Milton Keynes, MK11 3LW, UK
UKHW020957220726
13924UKWH00002B/739